RENSEIGNEMENTS

SUR LA

PHTHISIE PULMONAIRE

SA NATURE ET SON TRAITEMENT

PAR

LE DOCTEUR ACHILLE HOFFMANN

DE LA FACULTÉ DE MÉDECINE DE PARIS.

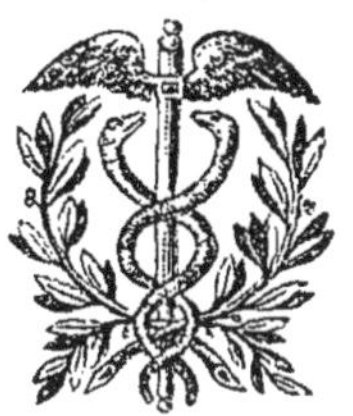

PARIS

CHEZ { J.-B. BAILLIÈRE, RUE HAUTEFEUILLE, 19.
{ AMYOT, RUE DE LA PAIX, 8.

—

MDCCCLVII

RENSEIGNEMENTS

SUR LA

PHTHISIE PULMONAIRE

SA NATURE ET SON TRAITEMENT

PAR

LE DOCTEUR ACHILLE HOFFMANN

DE LA FACULTÉ DE MÉDECINE DE PARIS.

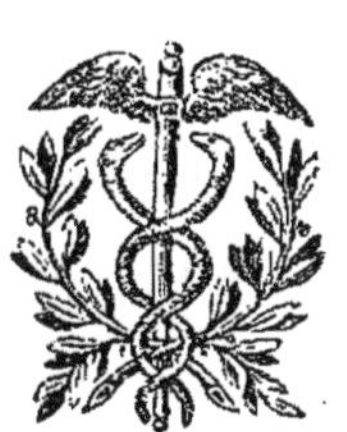

PARIS

Chez { J.-B. BAILLIÈRE, Rue Hautefeuille, 19.
{ AMYOT, Rue de la Paix, 8.

MDCCCLVII

PRÉFACE.

Depuis trente ans que j'exerce la médecine, l'opinion de nos savants praticiens sur l'incurabilité de plusieurs maladies, ne m'a jamais découragé. Au contraire, dès mes débuts dans la pratique, elle m'a fait prendre la résolution d'employer mes veilles pour parvenir à la guérison de toutes les affections qu'on regardait comme au-dessus des ressources de l'art.

Parmi ces maladies rebelles à la médecine, j'ai porté une attention toute particulière sur la *phthisie pulmonaire*, ce désespoir des familles, qui fait plus de victimes, à elle seule, que le *choléra*, la *fièvre jaune*, la *peste*, et même toutes les guerres réunies. Jamais la phthisie n'a été si commune que de nos jours, et elle tend sans cesse à se répandre davantage. J'indiquerai d'où vient cette effrayante progression du mal, et j'ajouterai que le découragement des médecins, qui a passé tout entier dans l'esprit des gens du monde, contribue singulièrement à déprimer le moral des malades, et à diminuer les chances de guérison. J'ai souvent constaté la vérité de cette assertion ; car, dès que j'entre chez un malade qui sait que je guéris la *phthisie*, sa figure s'illumine d'espoir, et à la première amélioration, tout découragement a disparu, il a cessé de se regarder comme perdu.

Je me suis d'abord attaché à reconnaître les véritables causes de la *phthisie* : elles sont nombreuses et produisent de grandes variétés de cette affection qui toutes exigent des moyens différents ; ce qui fait que jamais un médicament *tout seul* ne sera capable de guérir la *phthisie* sous toutes ses formes ; aussi, les remèdes que j'emploie sont-ils très nombreux, et choisis avec le plus grand soin, suivant les indications de mon expérience.

Tout praticien qui se fera l'illusion de posséder *un même spécifique* applicable à tous les cas de phthisie, perdra le plus souvent un temps précieux, et reconnaîtra trop tard l'insuffisance d'un tel moyen ; car, je ne saurai trop le répéter : la différence des sexes et des âges, les causes premières du mal, les traitements antécédents, amènent tant de différences dans chaque cas en particulier, que je ne puis prévoir de prime abord à quel agent thérapeutique je donnerai la préférence.

Après avoir exercé pendant six ans l'ancienne médecine, je me suis éclairé de toute la lumière que *Hahnemann*, notre illustre maître, a jeté sur la pratique médicale, et comme un médecin consciencieux ne peut être exclusif, j'ai toujours eu soin de me tenir au courant de toutes les découvertes précieuses en médecine ; c'est pourquoi j'attaque avec confiance, et souvent avec succès, des cas de *phthisie* tellement avancés, qu'aucun de mes confrères ne voudrait les entreprendre.

Afin de fixer l'attention des familles et des malades sur le grave sujet qui nous occupe, j'ai jugé qu'une petite brochure aussi claire que concise pourrait rendre de véritables services, et suppléerait avantageusement aux renseignements nombreux que je suis obligé de donner chaque jour aux personnes qui réclament mes soins contre la phthisie.

RENSEIGNEMENTS

SUR LA

PHTHISIE PULMONAIRE.

Le malade atteint de la phthisie pulmonaire, après avoir subi plusieurs traitements infructueux et entrepris bien des voyages, dans l'espoir de se ressaisir d'une santé qui le fuit toujours, se sépare encore une fois de sa famille pour passer un hiver à Nice, afin d'éviter ces changements brusques de température que l'on dit si contraires aux maladies de poitrine ; vain espoir, il en revient plus souffrant qu'en partant, d'où il faut conclure que ce climat, tout favorable qu'on le suppose à la phthisie, demeure insuffisant pour la guérir, s'il n'est secondé par un médecin habile. Mais il existe une source, célèbre par l'importance que les médecins allopathes semblent y attacher, et surtout par le nombre considérable de malades qu'ils y envoient ; je veux parler des *Eaux-Bonnes*. Que faut-il penser de ce moyen ? Pour une affection contre laquelle les médecins de l'ancienne école reconnaissent leur impuissance, ils ont dû se créer au moins une apparence de consolation, une sorte de diversion à offrir au chagrin des familles, et ils ne manquent pas de conseiller ce voyage à ceux de leurs clients qui peuvent en faire les frais. Mais quel avantage, en réalité, ces derniers en retirent-ils? Cette source est une calamité pour les phthisiques en général, car, si quelques-uns en obtiennent du soulagement, la plupart de ceux qui en font usage sont poussés vers la tombe avec une accélération effrayante.

Les saignées, les sangsues, les ventouses scarifiées, les vésicatoires de toutes dimensions, la pommade stibiée et ses traces indélébiles, les sétons, les trous nombreux et profonds qui reçoivent jusqu'à cinq à six pois à cautères, enfin les brûlures si vives du moxa, promené sur toute la poitrine et le dos, sont pourtant les moyens cruels et exténuants qui contribuent, autant que le mal même, à l'épuisement complet du patient. Tant de résignation, tant de docilité à supporter des prescriptions si douloureuses, mériterait bien une guérison si chèrement achetée, et cependant le pauvre malade voit son mal s'accroître si rapidement qu'il prend enfin la résolution de se laisser mourir tranquillement, c'est-à-dire à l'abri de tels secours, ce qui fait qu'il reste souvent plusieurs mois sans consulter personne.

Reprenez courage et confiance, vous qui vous décidez à réclamer mes soins; le temps de votre martyre a cessé, car je n'emploie jamais de pareils moyens! J'ai pour principes invariables de soutenir les forces vitales ; j'éloigne, par conséquent, tout ce qui tend à affaiblir, et évite avec grand soin les douleurs, dont les atteintes sont si profondes sur le système nerveux. Les médicaments que je donne n'attaquent pas les organes sains ; ce sont de véritables spécifiques dont l'action ne se porte que sur les organes malades, qu'ils modifient avec autant de douceur que de promptitude.

Comme le malade, avant tout, désire savoir d'où vient la phthisie et en quoi elle consiste, je m'empresse de répondre à ses désirs.

Je diviserai ses causes qui sont très nombreuses, en prédisposantes et en occasionnelles.

Parmi les premières dites prédisposantes, je rangerai l'*hérédité*, la présence en nous d'un ou de plusieurs virus, tels que : *la gale, la syphilis, les dartres, les scrofules, le rachitisme* et *le scorbut.* Dans ces divers états morbides, le sang subit de graves altérations, et la phthisie consiste essentiellement dans une décomposition de nos fluides constituants. Je n'hésite point à l'affirmer, le nombre toujours croissant des phthisiques est dû à l'emploi des méthodes répercussives préconisées plus que jamais dans le traitement des maladies contagieuses de la peau *ou autres.* Tous ceux qui ont subi des cautérisations, des injections au nitrate d'argent, ceux qui ont vu disparaître la *gale* ou des *dartres* en quelques jours et par des moyens externes, toutes les victimes de ces traitements pernicieux ont le sang impur, et si elles conservent pendant quelques temps une apparence de santé, elles auront plus tard, sous l'influence du virus répercuté, une vieillesse maladive, et des enfants malsains, chez lesquels, les scrofules, la phthisie pulmonaire, le croup, l'asthme et les maladies de matrice (1) se manifesteront très fréquemment.

Les *causes occasionnelles* de la phthisie, sont celles qui déterminent ou aggravent un travail anormal dans les organes respiratoires, telles que :

1° Des *inflammations* plus ou moins graves, des *congestions sanguines* de divers points des poumons, ce que l'on appelle dans le monde *des rhumes négligés*, qui toujours fatiguent, même les meilleures poitrines, et attirent spécialement vers cette région délicate de notre corps divers mauvais principes actuellement en circulation dans nos fluides et qui y concentrent leur action délétère ;

2° L'introduction dans l'économie de beaucoup de *mercure ;*

3° Les effets redoutables, quoique méconnus par bien des médecins, du *lait* dont on n'a pas bien débarrassé une femme qui ne nourrit pas ;

4° Les excès de divers genres qui sont de nature à affaiblir la constitution et à épuiser les forces vitales ;

5° Le défaut de développement des poumons et de la charpente osseuse de la poitrine, par suite de ramollissement

---

(1) Je ne puis traiter ici ce sujet, dont je me suis occupé dans une brochure ayant pour titre : *Maladies particulières aux Femmes.*

des os, de compression mécanique par des corsets trop durs ou trop serrés, ou par certains appareils de redressement ;

6° La répercussion d'un exanthème ou éruption à la peau, soit aiguë, soit chronique.

J'expliquerai aussi à mes lecteurs ce que sont les tubercules qui jouent un rôle si important chez les phthisiques.

On désigne sous ce nom de petites concrétions ou points durs, de la grosseur d'un grain de chenevis, qui existent en nombre variable dans divers points des poumons. Ils restent souvent longtemps à l'état de crudité et sans produire de grands désordres ; puis, sous les diverses influences que j'ai citées plus haut, ils se ramollissent, se convertissent peu à peu en matière purulente qui ronge le tissu des poumons et s'y creuse des cavernes. Enfin, des foyers purulents plus ou moins étendus se mettent en communication avec une bronche ou conduit de l'air qu'ils perforent, et se font jour au dehors par voie d'expectoration. Quand, au contraire, à cause de leur position éloignée d'une grosse bronche, ils sont longtemps à ouvrir un de ces tuyaux de l'air, et par conséquent sans pouvoir être évacués, le malade, par suite de la résorption du pus, se trouve dans un état d'empoisonnement, caractérisé par une petite fièvre continue, avec redoublement et sueurs nocturnes. Un peu plus tard, sous cette pernicieuse influence, les intestins commencent à s'ulcérer, et une diarrhée incessante vient se joindre aux autres causes d'affaiblissement. La grande difficulté était de remédier à l'empoisonnement du sang par suite de l'absorption du pus, et j'ai trouvé ce moyen.

Les malades, à tous ces détails, reconnaissent les symptômes de leur mal, mais il ne faut pas qu'ils se désolent de ce que leur expectoration contient du pus, puisqu'ils ne peuvent guérir qu'en se débarrassant de celui qui ronge leurs poumons. Il arrive souvent, pendant mon traitement, qu'une amélioration très prononcée qui avait comblé de joie une famille entière, est suivie, peu après, de mauvais jours qui apportent un grand découragement au patient. « *Je suis revenu au même point qu'il y a un mois, s'écrie-t-il avec tristesse.* » Il n'en est rien, car le point du poumon précédemment malade est parfaitement guéri ; mais il existait dans les poumons d'autres tubercules à des degrés différents de maturité, et c'est une nouvelle fonte tuberculeuse qui s'opère sur un autre point. J'ai ce qu'il faut pour amener la cicatrisation de ce foyer purulent, quand il se sera vidé ; vos forces sont suffisantes, leur dis-je, pour lutter contre cette seconde attaque et même contre d'autres, si le cas se présente.

Je vais maintenant faire connaître les différences les plus tranchées de mon traitement avec celui des médecins ordinaires. Avant tout, comme je l'ai déjà dit, je me propose de soutenir les forces vitales, et je me garde d'ajouter quoi que ce soit aux causes d'épuisement, déjà si nombreuses chez les phthisiques : par conséquent, je repousse tous les moyens barbares dont j'ai signalé l'insuffisance et les déplorables effets.

Le sang appauvri ayant besoin d'être modifié, j'engage le malade à respirer le plus possible l'air pur ; à ne pas se blottir dans un coin de cheminée, où il n'absorbe qu'un air brûlant et desséché, essentiellement nuisible à son état. Je ne tiens jamais à la diète ceux que je traite. Quand ils ont de l'appétit, je les mets à une bonne nourriture, douce et fortifiante. Je les engage à faire de l'exercice à pied, s'ils le peuvent, en voiture s'ils sont trop faibles pour marcher ; persuadé que le manque de mouvement et l'air impur d'une chambre où un malade séjourne continuellement, ne peuvent que s'opposer à une prompte guérison.

A l'état chronique de la phthisie, viennent souvent se joindre des symptômes aigüs ou inflammatoires, que les médecins ordinaires sont obligés de combattre par les émissions sanguines. L'homœopathie fournit des moyens sûrs, prompts et faciles, d'arrêter ces désordres sans affaiblir le patient, dont les forces, déjà insuffisantes, sont si précieuses pour laisser le temps de lutter contre la maladie.

Le moyen le plus rationnel de guérir un organe malade, est de le mettre au repos le plus possible. Les poumons, dont le jeu de soufflet doit se continuer sans interruption pour l'entretien de la vie, peuvent cependant éprouver un grand soulagement dans leur fatigue, si le malade a soin de ne pas marcher trop vite, de monter très lentement les escaliers et de souffler cinq à six fois à chaque palier. L'émission de la voix contribuant aussi beaucoup à la fatigue des organes respiratoires, je condamne ceux qui sont gravement affectés au silence absolu. Les personnes qui, par profession, sont dans l'impossibilité de se taire, ont soin de parler très bas, et seulement quand c'est indispensable.

Il n'y a point d'effet sans cause ; or, la phthisie, comme je l'ai dit, étant produite par une altération des fluides de l'économie, il faut, avant tout, reconnaître quel est le virus, simple ou compliqué, cause première de la maladie, afin de lui opposer des remèdes spécifiques, seuls capables de détruire le principe du mal ; sans cela, pas de guérison.

J'entends par remèdes spécifiques plus de 300 *médicaments homœopathiques* (1), dont les propriétés réelles et constantes nous sont parfaitement connues et ont une action directe sur l'organe malade qui seul est attaqué par celle de ces substances simples que nous employons, tandis que tout l'organisme est ébranlé par les remèdes ordinaires qui n'agissent souvent qu'indirectement sur l'organe affecté.

De cette connaissance intime des médicaments spécifiques naissent la sécurité et la certitude du traitement dans les affections aigües les plus graves ; et pour nous éloigner le moins possible de notre sujet, je ne parlerai que des mala-

---

(1) Les personnes complètement étrangères à la nouvelle médecine, pourront s'éclairer en lisant une de mes brochures, ayant pour titre : l'*Homœopathie exposée au gens du monde.*

dies des organes respiratoires. Je citerai la *coqueluche*, à l'occasion de laquelle je suis souvent consulté pour de malheureux enfants épuisés depuis plusieurs mois par ces quintes suffoquantes qui les réduisent au désespoir. Chez les sujets délicats, la *phthisie* se développe quelquefois après cette fatigue extrême des poumons, et la mort moissonne, avant le temps, ces jeunes victimes, que l'homœopathie aurait guéries en quelques jours au début de la maladie.

Quelle est la tendre mère qui ne frissonne à l'idée seule du *croup ?* A son ardente imagination s'offrent en songe tous ces moyens douloureux, employés souvent sans succès, pour le combattre, puis enfin la *trachéotomie,* qui vient tant ajouter aux chances de mort, et ne guérit que ceux qui réellement n'en avaient pas besoin. Quand le croup commence, un homœopathe habile en triomphe avec certitude en quelques heures, sans recourir à d'autres médicaments que des globules homœopathiques. Par ces seuls remèdes, si simples, si doux dans leurs effets, si faciles à administrer, que nous devons au génie d'*Hahnemann*, il m'est arrivé plusieurs fois de sauver des enfants qui semblaient devoir succomber en moins d'une heure. Les esprits forts riront de mes assertions; qu'ils usent de leur droit, mais ils ne peuvent rien contre des faits qui sont là, et se reproduisent chaque jour.

Je dirai en peu de mots que les *angines coüenneuses* nous cèdent sans cautérisation ; qu'il nous suffit de quatre à cinq jours pour guérir la *fluxion de poitrine* la mieux caractérisée, sans laisser de convalescence, parce que nous n'épuisons pas nos malades par les émissions sanguines ni par la diète.

Enfin, je ne puis passer sous silence l'*asthme* réputé incurable, et qui cependant ne résiste presque jamais à un traitement sagement conduit. Cette affection est constamment rebelle à la médecine ordinaire, parce qu'on s'en prend toujours à des effets et non à la cause. Or, j'ai dit plus haut que l'asthme devait son origine à la répercussion de *la gale* ou *de dartres* chez le malade, n'importe à quelle époque de sa vie, ou bien à la transmission héréditaire de l'un de ces virus. Dans ces deux cas, il n'y a possibilité de guérir qu'en détruisant le mauvais principe, et comme cette marche, seule rationnelle, n'est jamais suivie, voilà pourquoi l'asthme passe, dans le monde médical, et par suite dans le public, pour une maladie qu'il faut supporter jusqu'au tombeau.

J'espère que cet opuscule plein de conviction ne laissera plus aucun doute dans l'esprit de nos lecteurs. Mon but était de donner des éclaircissements utiles sur une affection dont le traitement laissait tant à désirer jusqu'à ce jour, et d'offrir à ceux qui en sont atteints un espoir de guérison fondé sur trente années d'un travail assidu et d'une pratique heureuse. Rendons tous grâce à la Providence d'avoir inspiré le génie d'Hahnemann, qui nous a tracé le droit chemin, et à remis en nos mains des remèdes assurés pour tous les maux qui affligent notre pauvre humanité.

Paris. — Typographie APPERT ET VAVASSEUR, passage du Caire.

www.ingramcontent.com/pod-product-compliance
Ingram Content Group UK Ltd.
Pitfield, Milton Keynes, MK11 3LW, UK
UKHW020202080726
13614UKWH00006B/2601